BEI GRIN MACHT SICH IHR WISSEN BEZAHLT

- Wir veröffentlichen Ihre Hausarbeit, Bachelor- und Masterarbeit

- Ihr eigenes eBook und Buch - weltweit in allen wichtigen Shops

- Verdienen Sie an jedem Verkauf

Jetzt bei www.GRIN.com hochladen und kostenlos publizieren

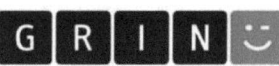

Durchführung einer Enährungsberatung unter Einbezug des GROW- Modells

Keanna Braun

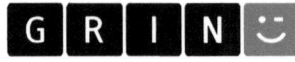

Bibliografische Information der Deutschen Nationalbibliothek:

Die Deutsche Nationalbibliothek verzeichnet diese Publikation in der Deutschen Nationalbibliografie; detaillierte bibliografische Daten sind im Internet über http://dnb.d-nb.de abrufbar.

ISBN: 9783346554321
Dieses Buch ist auch als E-Book erhältlich.

Druck und Bindung: Books on Demand GmbH, Norderstedt Germany
Gedruckt auf säurefreiem Papier aus verantwortungsvollen Quellen

Das vorliegende Werk wurde sorgfältig erarbeitet. Dennoch übernehmen Autoren und Verlag für die Richtigkeit von Angaben, Hinweisen, Links und Ratschlägen sowie eventuelle Druckfehler keine Haftung.

Das Buch bei GRIN: https://www.grin.com/document/1157390

Deutsche Hochschule für
Prävention und Gesundheitsmanagement
Hermann Neuberger Sportschule 3
66123 Saarbrücken

Name, Vorname:	**Braun, Keanna**
Modul:	**Ernährungspsychologie**
Studiengang:	**SS2019**
Datum Präsenzphase:	**15.02-17.02.2021**
Studienort:	**Saarbrücken**
Aufgabe:	**Durchführung einer Ernährungsberatung unter Einbezug des GROW-Modells**

Inhaltsverzeichnis

1 Einleitung

In der Folgenden Hausarbeit des Moduls Ernährungspsychologie, handelt es sich um eine Ernährungsberatung, bei der ein Klient sechs Wochen betreut und beraten wurde. Ziel der Beratung war die Selbsterkenntnis und eigenständige Verhaltensänderung.

1.1 Charakterisierung der Klientin

Anhand eines Eingangsgespräches und eines Fragebogens wurden allgemeine und biometrische Daten der Kundin ermittelt. Diese liegen zur Grundlage des Coachingprozesses.

Tab. 1: Biometrische Daten (eigene Darstellung)

Geschlecht	• weiblich
Alter	• 24 Jahre
Körpergröße	• 173 cm
Gewicht	• 76 kg
Body-Mass-Index	• 25,4 kg/m

Die Kundin ist weiblich und 24 Jahre alt. Sie ist 173 cm groß und hat dabei ein Gewicht von 76, kg.

Der Body-Mass-Index der Frau beträgt 25,4 kg/m². Mittels des Body-Mass-Index (BMI) lässt sich das Körpergewicht einer Person beurteilen. Es kann vorab bewertet werden, ob eine Person ein normales, zu hohes oder zu niedriges Körpergewicht hat. Der BMI setzt sich lediglich aus der Körpergröße und dem Körpergewicht zusammen. Körperfettanteil und Muskelmasse kann daher nicht unterschieden werden.

Nach der Klassifizierung der WHO (World Health Organization) befindet sich die Klientin mit 25,4 kg/m² leicht im Übergewicht.

Tab. 2: Body-Mass-Index Klassifizierung für Erwachsene nach World Health Organization, 2000 (eigene Darstellung)

Klassifizierung	BMI kg/m²
Untergewicht	< 18,5
Normalgewicht	18,5-24,9
Übergewicht	25,0-29,9
Adipositas Grad 1	30,0-34,9
Adipositas Grad 2	35,0-39,9
Adipositas Grad 3	> 40

Tab. 3: Auswertung Fragebogen des Eingangsgespräches

	Ergebnisse
Berufliche Situation	Die Klientin ist Vollzeitangestellte Krankenschwester und arbeitet im Schichtdienst. Sie hat einen ständigen Wechsel von Nacht-, Früh- und Spätdiensten. Ihre Arbeit ist sehr körperlich anstrengend und belastend.
Soziale Situation	Die Kundin wohnt zusammen mit einer engen Freundin in einer Wohngemeinschaft. Sie ist alleinstehend und hat auch keine Kinder.
Risikoprofil	Durch ihren Beruf hat die Klienten einen sehr stressigen und ungleichmäßigen Tagesablauf. Sie kommt oft sehr erschöpft von der Arbeit und findet wenig Zeit für andere Dinge wie zum Beispiel das Kochen. Ebenfalls hat die Kundin einen sehr gestörten Schlafrhythmus. Die Klienten raucht gelegentlich und trinkt am Wochenende öfters Alkohol.
Sport	Die Kundin übt keine sportlichen Aktivitäten aus. Vor wenigen Jahren ist sie regelmäßig ins Fitnessstudio gegangen, hat aber die Begeisterung und Lust verloren.
Erkrankungen/ Allergien	Es sind keine Erkrankungen bekannt. Die Klientin leidet an einer Pollen- und Gräser Allergie.
Medikamente	Die Klientin nimmt keine Medikamente ein.
Essverhalten	Durch den Schichtdienst hat die Kundin wenig Zeit um sich ausgewogen und gesund zu ernähren. Sie achtet nicht darauf was sie isst und greift besonders abends gerne auf Süßigkeiten zurück. Die Kundin gibt an, regelmäßig das Bedürfnis nach Schokolade zu haben, besonders nach einem stressigen Arbeitstag. Außerdem bestellt sie des Öfteren Essen von außerhalb nach Hause.

1.2 Die Ausgangssituation, das Problem und Änderungswunsch der Klientin

Die Kundin hat keine regelmäßigen Mahlzeiten und geht häufig ohne Frühstück aus dem Haus. Durch bestehenden Zeitmangel auf der Arbeit, wird in der Pause besonders schnell und oftmals nur nebenher gegessen.

Durch den gestressten Alltag achtet die Klientin nicht darauf was sie isst, sondern isst gerne was zur Verfügung steht, oder bestellt sich etwas zu Essen nach Hause. Meistens bestellt sich die Klientin Cheeseburger mit Pommes Frites, oder viele überbackene Gerichte. Des weiteren isst die Klientin viele Süßigkeiten. Oft greift sie nach einem stressigen Arbeitstag auf Schokolade zu, oder bekommt zur Abenddämmerung das Bedürfnis etwas Süßes zu essen. Daneben trinkt die Klientin am Wochenende häufig Alkohol mit ihren Freundinnen und Freunden.

Die Kundin hat sich selbst reflektiert und ist zu dem Entschluss gekommen etwas ändern zu wollen. Ihr Spiegelbild und Fotos aus den vergangenen Jahren haben sie dazu bewegt etwas ändern zu müssen.

Das Essverhalten „desinteressierte Fast Fooders" ist der Klientin zuzuordnen. Mehrere Eigenschaften des Essverhalten wie häufig außer Haus essen, selten kochen und besonders sehr unüberlegte Essen treffen auf die Kundin zu (Stieß & Hayn, 2005 S.26).

Sie möchte zu ihrem Normalgewicht zurück und will daran arbeiten regelmäßiger und ausgewogener zu ernähren. Feste Mahlzeiten sollen eingeplant werden und sie strebt an sich ausgewogener und gesünder am Tag zu ernähren. Außerdem möchte sie für einen längeren Zeitraum auf Alkohol verzichten. Zusätzlich würde sie gerne wieder an Gewicht abnehmen.

2 Coaching Prozess

2.1 Theoretische Beschreibung des GROW-Modells

Das GROW-Modell ist ein Werkzeug für ein Coaching-Prozess. Es wurde 1997 von John Whitmore entwickelt. Nach Whitmore (1997) kann es für verschiedene Arten von

Coaching eingesetzt werden, wie das Selbstcoaching, oder auch Einzel und Gruppen-coachings.

Der Coach befolgt ein strukturiertes Schema, in dem er bestimmte Fragen verfolgt und somit den Kunden dazu bringt, sein Verhalten zu trainieren. Im GROW-Modell nach Whitmore, lernt der Klient eigenständig Lösungen zu finden. Der Coach hat hier lediglich die Aufgabe zu unterstützen und zu betreuen.

Das GROW-Modell ist in verschiedene Abschnitte aufgeteilt. Goal Setting, Reality checking, Options und What. Im ersten Schritt wird zusammen mit dem Klienten das Ziel festgelegt. Im Schritt Reality wird überprüft wie realistisch die Zielsetzung ist und das bestehende Verhalten wird analysiert. Der dritte Schritt Options bietet alternative Methoden und der letzte Schritt What beinhaltet die klassischen W-Fragen und Aktionsplänen. 2009 wurde das Modell von Whitmore von Fuchshuber ergänzt und die Stufe Gap wurde hinzugefügt.

Dies ist die Phase, in der das gewünschte Ziel, falls nicht erreicht, nochmal ergänzt wird. Es wird untersucht, wie weit der/die Klient/in vom Ziel entfernt ist. Es können weitere Schritte zur Erreichung konkretisiert werden.

2.2 Beschreibung der Stufe Goal Setting in Bezug der Klientin

Stufe 1 Goal Setting – Gespräch am 02.03.2021 mit einer Dauer von 60 Minuten

Im Coachinggespräch Goal Setting wurden zusammen mit der Kundin ihre Ziele erarbeitet. Dabei war wichtig, dass die Kundin selbst ihre Ziele erarbeitet und festlegt.
Es wurde hierbei zwischen Endzielen und Prozesszielen unterschieden (Whitmore, 1997).
Mittels der SMART-Formel hatte sich die Kundin ihr Ziel formuliert. SMART ist die Abkürzung für spezifisch, messbar, attraktiv, realistisch und terminiert.
Das Endziel der Kundin war an aller erster Stelle Gewicht zu verlieren. Bis zum 06.04.2021 wollte die Kundin von 76 kg auf 73kg Körpergewicht runter.
Zu den Prozesszielen gehörten unteranderem den Konsum von Süßigkeiten zu verringern. Dabei wurde nicht komplett auf Schokolade verzichtet, sondern als aller erstes reduziert. Anstatt drei Schokoriegel zur Abenddämmerung, wurde auf einen Schokoriegel verringert. Außerdem wollte die Kundin innerhalb der fünf Wochen auf Alkohol verzichten.
Außerhausessen, oder Essen nach Hause bestellen sollte vermieden werden. Des Weiteren wollte die Kundin mehr gesund und ausgewogen kochen und einen Tag vorher für die

Arbeit vorkochen, sowie drei feste Mahlzeiten pro Tag festgelegt wurden. Ebenfalls bestimmte sie mindestens einmal in der Woche laufen zu gehen.

2.3 Beschreibung der Stufe Reality in Bezug der Klientin

Stufe 2 Reality checking – Gespräch am 09.03.2021 mit einer Dauer von 60 Minuten

In der Sitzung Reality checking ging es um den derzeitigen Zustand der Klientin. Es wurde besprochen was bereits für ihr Ziel getan wurde und besonders wurde darauf eingegangen, was ihr Verhalten erleichtert oder erschwert hatte.

Die Klientin erklärte, wie schwer es ihr fiel, durch ihr fehlendes Zeitmanagement, diszipliniert morgens früher aufzustehen und ihr Frühstück für die Arbeit fertig zu bereiten. Jedoch ergänzte sie auch, es jeden Tag geschafft zu haben, durch Unterstützung ihrer Mitbewohnerin, nach der Arbeit nur frisch gekochtes Essen gegessen zu haben. Durch ihre Mitbewohnerin habe sie eine große Unterstützung. Sie erwähnte, seit der letzten Sitzung sogar zweimal in der Woche laufen gewesen zu sein.

In der zweiten Sitzung hatte die Kundin sich nochmal gewogen und bereits 354g an Gewicht verloren. Ebenfalls wurde erwähnt, dass sie am Wochenende kein Alkohol getrunken wurde und sie sich dadurch körperlich fitter fühlte.

Mittels des SORKC-Modells nach Kanfer und Saslow (1965) wurde das Verhalten der Kundin analysiert und die Probleme der Kundin wurden aufgegriffen.
Stimulus – Organismus – Reaktion – Kontingenz - Konsequenz.

Problem der Kundin:

Die Klientin erklärt, dass es ihr schwierig fällt, durch ihren gestörten Schlafrhythmus, morgen vor der Arbeit früher aufzustehen und Ihr Essen vorzubereiten, oder zu verzehren.

Stimulus: Wann tritt das Verhalten auf? Wie lässt sich die Situation genau beschreiben?
Die Klientin beschrieb, dass das Problem dann auftritt, wenn sie zu müde ist und wieder einen gestörten Schlaf hatte. Außerdem erwähnte sie, oft zu spät aufzustehen und es zeitlich nicht zu schaffen, etwas für die Arbeit vorzubereiten.

Organismus: Welche Erwartungen hat die Person bezüglich der der Situation?
Welche Überzeugungen prägen den Umgang mit der Situation?

Die Klientin beschrieb, die Situation überwinden zu wollen.

Reaktion: Wie reagiert die Person auf allen vier Verhaltensebenen? Was fühlt sie? Was denkt sie? Wie nimmt sie ihren Körper wahr?
Sie nimmt kein Essen mit auf die Arbeit und isst ungesund. Körperlich ist sie dabei nicht gestärkt und bekommt im Verlauf den Tages Hungerattacken. Auf emotionaler Basis ist sie gestresst. Kognitiv bekommt sie ein schlechtes Gefühl.

Konsequenz: Was folgt auf das Verhalten? Langfristig? Kurzfristig?
Die Klientin kommt wieder öfters in den Versuch Essen zu bestellen und schneller an Gewicht zu zunehmen.

Die Kundin nahm sich jedoch trotzdem als Maßnahme der Sitzung zu versuchen entweder etwas früher aufzustehen, oder am Tag vorher, auch wenn sie sehr kaputt nach der Arbeit ist, das Essen für die Arbeit vorzubereiten.

2.4 Beschreibung der Stufe Options in Bezug auf die Klientin

Stufe 3 Options – Gespräch am 16.03.2021 mit einer Dauer von 60 Minuten

In diesem Coachinggespräch hatte die Klientin die Aufgabe, mittels Brainstorming Vor-schläge aufzuschreiben, um ihr Ziel in naher Zukunft zu erreichen. Hier war lediglich alles erlaubt zu notieren und es wurde nicht nach Richtig oder Falsch bewertet. Unter-anderem stand in dieser Sitzung auch wieder groß im Vordergrund, dass die Klientin Ihre Ideen selbst kreierte.

Ideen der Klientin:

- Früher aufstehen
- Abends vorkochen
- Gegeben falls noch ein Homeworkout machen
- Öfter mit der Mitbewohnerin kochen
- Zeitmanagement besser kontrollieren
- Snacks einkaufen, die man auf der Arbeit zwischendurch essen kann, falls wieder verschlafen wird
- Obst für die Arbeit kaufen

- Versuchen zwei Mal in der Woche laufen zu gehen

- Vorkochen und einfrieren und fertig mit auf die Arbeit nehmen

- Zeitplan erstellen

- Früher schlafen gehen

- Nicht solange Fernsehen gucken

- Mit dem Fahrrad zum Krankenhaus fahren

Hier nach wurden die Ideen und Vorschläge überprüft und geschaut, welche am besten durchzusetzen sind.

Tab.:4 Überprüfung der Ideen (modifiziert nach Whitmore, 1997) (eigene Darstellung)

Kriterien / Maßnahmen	Umsetzbarkeit	Konsequenzen	Wirksamkeit	Kosten/Nutzen	Durchschnitt
Früher aufstehen	3	2	2	2	2,25
Abends vorkochen	2	2	2	2	2,0
Homeworkout machen	1	2	2	2	1,75
Öfter mit der Mitbewohnerin kochen	1	2	2	2	1,75
Zeitmanagement besser kontrollieren	2	2	2	2	2,0
Snacks für die Arbeit einkaufen	1	2	2	2	1,75
Obst für die Arbeit einkaufen	1	1	2	1	1,25
Zwei Mal in der Woche laufen gehen	2	2	2	1	1,25
Vorkochen und einfrieren	1	2	2	2	1,75
Zeitplan erstellen	2	2	2	2	2,0
Früher schlafen gehen	3	2	2	2	2,25
Nicht solange Fernsehen schauen	1	2	2	2	1,75
Mit dem Fahrrad zur Arbeit fahren	1	2	2	2	1,75

Rating von 1 – 6: 1= sehr gut 6=sehr schlecht

2.5 Beschreibung der Stufe What in Bezug auf die Klientin

Stufe 4 What – Gespräch am 23.03.2021 mit einer Dauer von 60 Minuten

In der Phase What hatte die Klientin einen Aktionsplan erstellt. Sie hatte sich zu Hause Gedanken gemacht, welche Schritte und Handlungen sie treffen muss, um Mögliche Probleme umgehen zu können. Sie hatte ihre Gedanken aufgeschrieben mitgebracht, die dann zusammen mit dem Coach besprochen wurden. In diesem Plan geht es ausschließlich darum, was sie zu tun hat, wer sie dabei unterstützen kann und wann sie damit anfangen wird.

Tab.: 5 Aktionsplan der Klientin (modifiziert nach Whitmore, 1997) (eigene Darstellung)

Was?	Wer?	Wann?	Wie? / Vorbereitungen?
Essen vorkochen und einfrieren	Klientin	ab dem 23.03.2021	Nach der Arbeit ausgewählte Gerichte kochen und einfrieren, um bei Zeitdruck etwas auf die Arbeit mitnehmen zu können Nach einem Plan halten
Mit dem Fahrrad zur Arbeit fahren	Klientin	ab dem 23.03.2021	Fahrrad in den Flur stellen und Wecker etwas früher stellen
Vorräte einkaufen	Klientin Mitbewohnerin	ab dem 23.03.2021	Vorräte einkaufen, zu Hause oder auf der Arbeit lagern
Öfter zu Hause kochen	Klientin Mitbewohnerin	ab dem 23.03.2021	Absprechen was es zu essen geben soll, absprechen, ob Mitbewohnerin zur selben Zeit zu Hause ist
Sport machen	Klientin Mitbewohnerin	24.03.2021 Wöchentlich mittwochs	Mit der Mitbewohnerin einen Tag festlegen

2.6 Beschreibung der Stufe Gap in Bezug auf die Klientin

Stufe 5 Gap – Gespräch am 06.04.2021 mit einer Dauer von 60 Minuten

Die Klientin hat sich nochmals auf die Waage gestellt und hat ein Gewichtsverlust von 2,5 kg. Sie berichtete den Aktionsplan gut einhalten zu können und neue Routinen geschaffen zu haben. Sie berichtete jedoch ebenfalls einen Rückfall gehabt zu haben in dem sie ein großes Verlangen nach Schokolade bekommen hatte und einmal den Termin zum Sport aus beruflichen Gründen absagen musste. Es wurden neue Termine für die kommenden Wochen vereinbart, um das gewollte Ziel zu erlangen.

2.7 Maßnahmenplan zum Verhaltenstraining mit der Klientin

Als Bausteine zum Maßnahmenplan wurden nach Lehre & Laessle, 2003 vier Bausteine ausgewählt. Das klassische Konditionieren, das operante Konditionieren, das Modelllernen und den kognitiven Ansatz.

Um in der Zukunft das Verhalten der Klientin zu trainieren, wurde nach verschiedenen Grundlagen gearbeitet. Hierbei wurde sich nach Stimuluskontrolle orientiert.
Zweck der Stimuluskontrolle ist nach Warschburger, 1999 dass kontrolliert gegessen wird. Dazu wurde eine Tabelle erstellt, in der die Essverhalten-Strategien dar gezeichnet sind.

Tab.: 6 Essverhalten-Tricks (modifiziert nach Warschburger,1999) (eigene Darstellung)

Essverhalten-Tricks	Begründung
Langsam essen	• Größerer Genuss • Sättigungsgefühl braucht Zeit
Gründlich kauen	• Bessere Verdauung • Größerer Genuss • Sättigungsgefühl braucht Zeit (ca. 15 Min.)
Pausen beim Essen einlegen	• Längere Esszeiten • Größerer Genuss

	• Sättigungsgefühl braucht Zeit (ca. 15 Min.)
Regelmäßige Mahlzeiten einnehmen (hier wird empfohlen 3 Mahlzeiten am Tag)	• Heißhunger entsteht nicht

Durch die Stimuluskontrolle soll die Klientin sich erinnern, langsam zu essen und besonders die mehreren Mahlzeiten am Tag einzuhalten.

Nach Wirth, 2013 S.312 sollte die Klientin sich in Selbstbeobachtung halten. Dazu zählt regelmäßig ihr Gewicht überprüfen und ein Esstagebuch halten. Damit sich die Kundin immer wieder daran selbst erinnerkann was sie bereits geschafft hat, oder wo sie wieder einen Schritt zurück gegangen ist.

Außerdem gab es das Training sozialer Kompetenzen. Nach Petermann & Häring, 2003 ist damit gemeint, Vertrauen in sich selbst zu gewinnen und sich etwas Neues zu trauen und sich selbst neue Ansprüche zu stellen. Dazu wurde ein Rollenspiel gespielt. Hier hat die Beraterin zusammen mit der Klientin geübt ja, oder nein zu sagen, oder sich durchzusetzen. (Petermann & Petermann, 2003).

2.8 Maßnahmenplan zur Rückfallprophylaxe mit der Klientin

Während der Beratung ist es wichtig das sich die Klientin realistische Ziele setzt und insbesondere aktiv selbst setzt.
Die Kundin hatte sich zwei relevante Ziele gesetzt, wie die Gewichtreduktion und drei feste Mahlzeiten am Tag. Die Ziele der Klientin wurden nicht zu hoch angesetzt, da diese zu einer Rückfallwahrscheinlichkeit führen.
Die Beraterin klärte die Klientin in der ersten Sitzung auf, dass Rückfälle in der Entwicklung dazugehören. Der Klientin wurde bei fast jeder Sitzung Mut zu gesprochen, aber auch erklärt, dass es immer wieder passieren könnte, dass die Klientin mit solchen Situationen zu kämpfen haben könnte. Der Kundin wurde erklärt, das soziale Unterstützung viel helfen könne und Risikosituationen wurden eingeübt.
Hierbei entscheid sich die Klientin sich Mut und Zuspruch bei ihrer Mitbewohnerin zu holen, und ihr von dem Coaching zu erzählen.

3 Darstellung einer Coaching-Sitzung

Es gibt viele verschiedene Aspekte die wichtig in der Coachinghaltung sind. An aller erster Stelle ist es wichtig dem Beratenen keine Vorschläge oder Richtig- oder Falschaussagen aufzudrängen. Der Beratene muss ein gewissen Wohlbefinden spüren. Außerdem ist es wichtig, die Aussagen und Ideen des Beratenen nicht zu bewerten. Das Ziel sollte sein, den Beratenen selbst auf den Weg ins Ziel kommen zu lassen.

Wichtige Techniken nach Rogers (1987) der lösungsorientierten Gesprächsführung sind aktives zu hören, eine Rückmeldung geben, Ratschläge vermeiden, emphatisches Spiegeln und günstige Fragen stellen. Als Berater ist es bedeutend Empathie, Wertschätzung und Kongruenz zu zeigen.

Darstellung der Sitzung What

In der vierten Sitzung ging es um die Phase der Stufe What. Hier hatte die Klientin eine Sitzung vorher, die Hausaufgabe bekommen, sich Gedanken auszuschreiben, welche neuen Ziele und Entscheidungen getroffen werden sollten. Die Beraterin hatte sich ebenfalls mit einem Flipchart, einem Stift und Blattpapier vorbereitet, um die Gedankengänge der Klientin mitverfolgen zu können.

Ebenfalls las die Beraterin sich ihre Notizen der vergangenen Sitzungen nochmal durch, um sich nochmal besser in die Klientin hineinsetzen zu können. Das Flipchart diente dafür, die Ideen der Klientin, nochmal groß visualisieren zu können und einen guten Überblick zu behalten können. Ganz groß im Vordergrund dieser Sitzung stand, dass die Klientin allein und selbst über ihre Änderungsvorschläge entscheiden durfte.

Ziel der Stufe What war neue Gepflogenheiten zu schaffen. Nachdem die Klientin empfangen wurde, wurde zuerst über das Wohlbefinden gesprochen und wie die letzte Woche verlief. Sie sprachen darüber welche Probleme oder Erfolge es gab. Dann erzählte die Kundin von ihren Gedankengängen. Die Beraterin hörte aufmerksam zu und schrieb diese nochmal groß auf das Flipchart auf. Die Beraterin lobte die Klientin für ihren Einsatz. Danach durfte die Klientin entscheiden, welche der aufgelisteten Ideen realistisch umsetzbar waren. Nachdem sie gut überlegte, ging die Klientin zum Flipchart und strich weg, was sie für unrealistisch bzw. nicht umsetzbar empfand.

Die Beraterin hatte einen Aktionsplan vorbereitet. Der Aktionsplan beinhaltet die Fragen: Was? Wer? Wann? Wie? Voraussetzungen?

Die Beraterin und Klientin erstellten zusammen eine neue Seite am Flipchart und übertrugen den vorgegebenen Aktionsplan.

Die Kundin trug im ersten Feld alle Ideen ein, die sie umsetzen wollte. Daraufhin stellte ihr die Beraterin die Fragen, wer sie dabei unterstützen würde, was sie damit anfangen wolle, welche Hindernisse ihr dabei in den Weg kommen könnten, welche Vorbereitungen sie dazu treffen müsste und wie sie diese umgehen könnte. Die Beraterin war sehr zufrieden mit der Klientin und lobte sie mehrmals für ihre Bemühung.

Danach wurde alles, was auf dem Flipchart erarbeitet wurde, auf einen vorausgedruckten Aktionsplan übertragen, den die Klientin mit nach Hause nehmen durfte.

Wichtige Gesprächspassagen der ausgewählten Sitzung

Beraterin: „Welche Gedanken haben Sie sich aufgeschrieben?"

Klientin: „Definitiv essen vorkochen, damit es eingefroren werden kann und für paar Tage schon einmal ausgesorgt ist".

Beraterin: „Wieso haben Sie sich diesen Punkt notiert?"

Klientin: Weil ich mir sicher bin, dass die nächsten Wochen besonders durch die derzeitige Situation wieder stressiger werden und ich öfters kaputt und erschöpft von der Arbeit sein werde". „Da glaube ich, wird es mir guttun, wenn ich schon etwas fertiggekocht habe und es einfach so mit zur Arbeit nehmen kann und da meine Mahlzeit zu mir nehmen kann".

Beraterin: „Was haben Sie sich noch aufgeschrieben?"

Klientin: „Eine Sporteinheit zusätzlich zu Hause zu machen und öfter zu Hause zu kochen".

Beraterin: „Wann möchten Sie damit anfangen?"

Klientin: „Bereits morgen"

Beraterin: „Sehr schön" „Wer wird Sie dabei unterstützen?"

Klientin: „Mit meiner Mitbewohnerin. Es wurde auch schon alles abgeklärt. Sie möchte mir ab sofort mehr helfen".

Beraterin: „Wie werden Sie sich darauf vorbereiten?"

Klientin: „Wir haben einen festen tag ausgemacht". „Wir möchten jeden Mittwoch zusammen Sport machen, da meine Mitbewohnerin an diesem tag frei hat".

Beraterin: „Sehr gut!" „Und zu welcher Uhrzeit haben Sie sich das vorgenommen?"

Klientin: „das kommt drauf an was für eine Schicht ich an diesem Tag habe". „Entweder wir machen es nach meinem Frühdienst oder nach der Spätschicht". „Das heißt entweder so um 15:00 Uhr oder gegen 21:00 Uhr".

Beraterin: „Was könnte Sie vom Sport abhalten?"

Klientin: „Meine Müdigkeit oder wenn ich nun mal etwas länger arbeiten muss".

Beraterin: „Wie können sie diese Situation beeinflussen?"

Klientin: „Wenn ich zu müde bin, versuche ich mich zusammenzureißen und trotzdem die Sporteinheit zu machen". „Das ich länger arbeiten muss, kommt mal vor, aber dann machen wir einfach etwas später Sport".

4 Ergebnisbewertung und Schlussfolgerung

Die Klientin hat einen großen Erfolg erzielen können, was das Thema Verhaltensänderung anbelangt. Die Klientin war immer einsatzbereit und ist mir viel Motivation zum Coaching gekommen. Durch eigenständige Ideen und großer Motivation, hatte die Klientin in vielen Aspekten wie die Süßigkeiten zur Abenddämmerung, später wenige Probleme, da sie eine sehr Willensstarke Klientin war. Die Kundin berichtete, dass auch besonders durch Unterstützung ihrer Mitbewohnerin, sie nun fast immer drei Mahlzeiten am Tag essen würde. Ebenfalls erwähnte sie, fast immer Essen vorzubereiten und etwas mit auf die Arbeit mitzunehmen, da sie selbst einen Erfolg sehen würde.

Die Klientin war sehr arbeitsbereit.

Sie konnte einen Gewichtsverlust von 2,9kg erzielen.

Die Schlussfolgerung dieser Beratung ist, dass oft berufsbedingt viele Komplikationen umgangen werden müssen. Für viele ist die fehlende Zeit der Hauptgrund dafür, ungesund und unregelmäßig zu essen. Oft kann nicht geplant werden.

Das Coaching wird weiter fortgeführt, um neue Routinen mit der Klientin zu schaffen.

5 Literaturverzeichnis

Fuchshuber, A. (2009). Der Einfluss von Coaching auf die Sportaktivität. Schriften aus der Fakultät Humanwissenschaften der Otto-Friedrich-Universität. Bamberg: University of Bamberg Press.

Kanfer, F.H. & Saslow, G. (1995). Behavioral analysis. An alternative to diagnostic classification. *Achives of General Psychiatry, 12, 529-538.*

Lehrke, S. & Laessle, R. (2003). Adipositas. In U. Ehlert (Hrsg.), Lehrbuch der Verhaltensmedizin (S. 497-531). Heidelberg: Springer.

Margraf, J. (2002). Motivation von Arzt und Patient. :ifap Service-Institut für Ärzte und Apotheker GmbH.

Petermann, F. & Petermann, U. (2003). Training mit Jugendlichen (7 Aufl.). Göttingen: Hogrefe.

Petermann, U. & Häring, G. (2003). Verhaltenstherapeutische Methoden in der Adipoitastherapie. In F. Petermann & V. Pudel (Hrsg.), Übergewicht und Adipositas. Göttingen: Hogrefe

Pudel, V. & Westenhöfer, J. (2003). Ernährungspsychologie. Eine Einführung (3., unveränd. Aufl.). Göttingen: Hogrefe.

Rogers, C. (1987). *Die nicht-direktive Beratung.* München: Kindler.

Stieß, i. & Hayn, D. (2005). Ernährungsstile im Alltag. Ergebnisse einer repräsentativen Untersuchung. Frankfurt am Main: Institut für sozialökologische Forschung (ISOE). Zugriff am 09.05.2021 verfügbar unter: http://www.isoe-publikationen.de/fileadmin/redaktion/ISOE-Reihen/dp/dp-24-isoe-2005.pdf

Warschburger, P. (1999). Adipossitastraining mit Kindern und Jugendlichen. Weinheim: Beltz

Weber, W. (1994). Wege zum helfenden Gespräch. Gesprächspsychotherapie in der Praxis (10. Aufl.). München: Ernst Reinhardt Verlag.

Whitmore, J. (1997). Coaching für die Praxis. München: Heyne.

Wirth, A. (Hrsg.). (2013). Adipositas. Ätiologie, Folgekrankheiten, Diagnose, Therapie (4., vollst. Überarb. Und aktualisierte Aufl.). Berlin u.a. Springer.

World Health Organization (2000). Obesity: preventing and managing the global epidemic. WHO Technical Report Series 894. Genf: World Health Organization consultation.

6 Abbildungs- und Tabellenverzeichnis

6.1 Abbildungsverzeichnis

6.2 Tabellenverzeichnis

Tab. 1: Biometrische Daten (eigene Darstellung)

Tab. 2: Body-Mass-Index Klassifizierung für Erwachsene nach World Health Organization, 2000 (eigene Dartsellung)

Tab. 3: Auswertung Fragebogens des Eingangsgesprächs

Tab. 4: Überprüfung der Ideen (modifiziert nach Whitmore, 1997) (eigene Darstellung)

Tab. 5: Aktionsplan der Klientin (modifiziert nach Whitmore, 1997) (eigene Darstellung)

Tab. 6: Essverhalten-Tricka (modifiziert nach Warschburger, 1999) (eigene Darstellung)

Tab. 7: Biometrische Daten (eigene Darstellung)

Tab. 8: Biometrische Daten (eigene Darstellung)

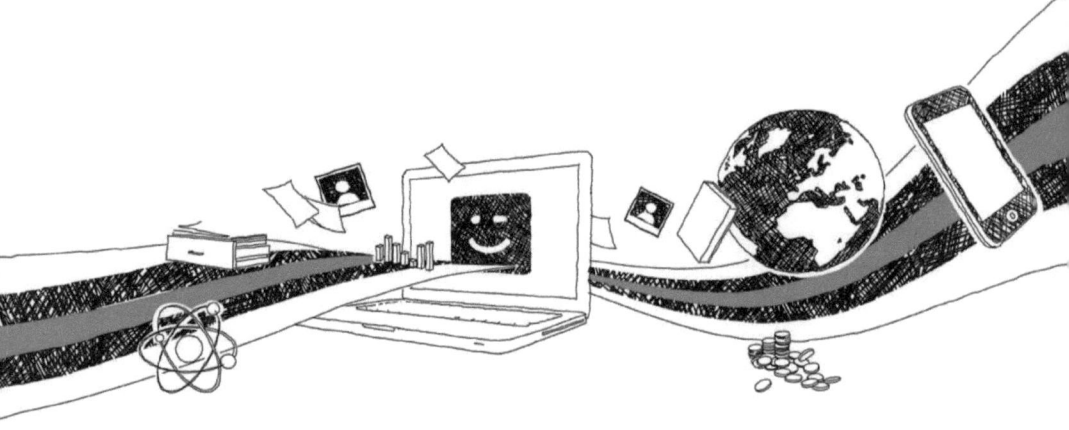
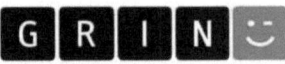